醫道傳承叢書

干祖望 名譽總主編
王心遠 總主編

第一輯
醫道門徑

藥性賦·藥性歌括

【金】張元素 【元】李東垣 著 【明】龔廷賢 著
趙艷 韓鋒 點校

學苑出版社

圖書在版編目 (CIP) 數據

藥性賦 /（金）張元素，（元）李東垣著；趙艷，韓鋒點校 . 藥性歌括 /（明）龔廷賢著；趙艷，韓鋒點校 .—北京：學苑出版社，2013.1（2021.3 重印）
ISBN 978-7-5077-4222-0

Ⅰ. ①藥…②藥… Ⅱ. ①張…②李…③龔…④趙…⑤韓… Ⅲ. ①中藥性味 Ⅳ. ① R285.1

中國版本圖書館 CIP 數據核字 (2013) 第 007055 號

校　　訂： 李千果
責任編輯： 付國英
出版發行： 學苑出版社
社　　址： 北京市豐臺區南方莊 2 號院 1 號樓
郵政編碼： 100079
网　　址： www.book001.com
電子信箱： xueyuanpress@163.com
電　　話： 010-67603091（總編室）、010-67601101（銷售部）
印 刷 廠： 北京市京宇印刷廠
开本尺寸： 787 × 1092　1/16
印　　張： 10.25
字　　數： 58 千字
版　　次： 2013 年 9 月第 1 版
印　　次： 2021 年 3 月第 7 次印刷
定　　價： 48.00 圓

醫道傳承叢書

《醫道傳承叢書》序

醫之道奚起乎？造物以正氣生人，而不能無夭劄疫癘之患，故復假諸物性之相輔相制者，以爲補救；而寄權於醫，夭可使壽，弱可使強，病可使痊，困可使起，醫實代天生人，參其功而平其憾者也。

夫醫教者，源自伏羲，流於神農，注於黄帝，行於萬世，合於無窮，本乎大道，法乎自然之理。孔安國序《書》曰：伏羲、神農、黄帝之書，謂之三墳，言大道也。前聖有作，後必有繼而述之者，則其教乃得著於世矣。惟張仲景先師，上承農、軒之理，又廣《湯液》爲《傷寒卒病論》十數卷，然後醫方大備，率皆倡明正學，以垂醫統。兹先聖後聖，若合符節。仲師，醫中之聖人也。理不本於《内經》，法未熟乎仲景，縱有偶中，亦非不易矩矱。儒者不能捨至聖之書而求道，醫者豈能外仲師之書以治療。間色亂正，靡音忘倦。醫書充棟汗牛，可以博覽之，以廣見識，知其所長，擇而從之。

醫，大道也！農皇肇起，軒岐繼作，醫聖垂範，薪火不絕。懷志悲憫，不揣鄙陋，集爲是編，百衲成文，聖賢遺訓，吾志在焉！凡人知見，終不能免，途窮思返，斬絕意識，直截皈禪，通身汗下，險矣！險矣！尚敢言哉？

《醫道傳承叢書》編委會

《醫道傳承叢書》前言

《醫道傳承叢書》是學習中醫的教程。中醫學有自身的醫學道統、醫宗心要，數千年授受不絕，有一定的學習方法和次第。初學者若無良師指點，則如盲人摸象，學海無舟。編者遵師所教，總結數代老師心傳，根據前輩提煉出的必讀書目，請教中醫文獻老前輩，選擇最佳版本，聘請專人精心校讎，依學習步驟，次第成輯。叢書以學習傳統中醫的啟蒙讀本爲開端，繼之以必學經典、各家臨證要籍，最終歸於《易經》，引導讀者進入『醫易大道』的高深境界。

叢書編校過程中，得到中醫界老前輩的全面指導。長期以來，編者通過各種方式求教於他們，師徒授受、臨證帶教、授課講座、耳提面命、電話指導。他們對本叢書的編輯、刊印給予了悉心指導，提出了寶貴的修改意見。三十餘位老先生一致認同：『成爲真正的、確有資格的中醫，一定要學好中國傳統文化！首先做人，再言學醫。應以啟蒙讀本如脈訣、藥性、湯頭爲開端，基本功要紮實；經典是根基，繼之以必學的中醫四大經典；各家臨證要籍、醫案等開拓眼界，充實、完善自己師承的醫學理論體系。趁著年輕，基礎醫書、經典醫書背熟了，終生受益！』『始終不可脫離臨床，早臨證、多臨證、勤臨證、反復臨證，不斷總結。中醫的生命力在臨床。』幾位老中醫強調：行有餘力，可深入研讀《易經》、《道德經》等。

百歲高齡的國醫大師干祖望老師談到：要成爲合格的中醫接班人，需具備『三萬』：『讀萬卷書，行萬里路，肉萬人骨。』並且諄諄告誡中醫學子：『首先必讀陳修園的《醫學三字經》。這本一定要讀！一定讀，非讀不可！對！熟記這一本，基礎紮實了，再讀《內經》、《本草》、《傷寒》，可以重點做讀書筆記。經典讀熟了，要讀「溫病」的書，我臨床上使用「溫病」的方子療效更好。』作爲《醫道傳承叢書》名譽總主編，他的理念思路代表了老一代的傳統學醫路徑。

國醫大師鄧鐵濤老先生強調了中醫的繼承就是對中華優秀傳統文化的繼承，中醫學是根植于中華文化、不同於西方現代醫學，臨床上確有療效，獨立自成體系的醫學。仁心仁術，溫故知新，繼承不離本，創新不離宗。

老先生們指出：『夫生者，天地之大德也；醫者，贊天地之生者也。』（《類經圖翼·序》）中醫生生之道的本質就是循生生之理，用生生之術，助生生之氣，達生生之境。還指出：中醫學術博大精深，是爲民造福的寶庫。學好中醫一要有悟性，二要有仁心，三要具備傳統文化的功底。只有深入中醫經典，用中醫自身理論指導臨床，才會有好的中醫療效。只有牢固立足中醫傳統，按照中醫學術自身規律發展，中醫才會有蓬勃的生命力。否則，就會名存實亡。

在此，叢書編委會全體成員向諸位老前輩表示誠摯的謝意。

本叢書在編輯、聘請顧問過程中得到北京中醫藥大學圖書館古籍室邱浩老師鼎力支持、大力協助，在此特致鳴謝！感謝書法家羅衛國先生爲本叢書題簽（先生系國學大師羅振玉曾孫，愛新覺羅·溥儀外孫，大連市文化促進會副會長，大連墨緣堂文化藝術中心負責人）。

古人廣藏書、精校書是爲了苦讀書、得真道。讀醫書的最終目的，在於領悟古人醫學神韻，將之施用於臨床，提高療效，造福蒼生。人命關天，醫書尤其要求文字準確。本套叢書選擇善本精校，豎版、繁體字排印，力求獻給讀者原典範本，圍繞臨證實踐，展示傳統中醫學教程的原貌，以求次第引導學習者迅速趣入中醫學正途。學習中醫者手此一編，必能登堂入室，一探玄奧；已通醫術的朋友，亦可置諸案頭，溫故知新，自然終生受益。限於條件，內容有待逐漸豐富，疏漏之處，歡迎大家批評指正。

學習方法和各輯簡介

良師益友，多方請益。勤求古訓，博采衆方。慎思明辨，取法乎上。學而時習，學以致用。大慈惻隱，濟世救人。（道生堂學規）。

古人學醫的基本形式爲半日侍診，半日讀書。行醫後還要堅持白天臨証，晚間讀書，終生學習。《朱子讀書法》說：『於中撮其樞要，厘爲六條：

曰循序漸進，曰熟讀精思，曰虛心涵泳，曰切己體察，曰著緊用力，曰居敬持志。……大抵觀書，先須熟讀，使其言皆若出於吾之口。繼以精思，使其意皆若出於吾之心。然後可以有得爾。』讀書先要誦讀，最好大聲地念，抑揚頓挫地念，能夠吟誦更好。做到眼到、口到、心到，和古人進入心息相通的境界，方可謂讀書入門。叢書大部分採用白文本，不帶註釋，更有利於初學者誦讀原文；特別是四大經典，初學者不宜先看註釋，以防先入爲主。書讀百遍，其義自見。在成誦甚至背熟後，文意不明，才可參看各家註釋，或請教師長。

在讀書教程方面，一般分三個學習階段，即基礎課程、經典課程、臨證各家。

第一輯：醫道門徑

本輯對應基礎課程，初學者若不從基礎入手，則難明古經奧旨。

《醫學三字經》是清代以來公認的醫學正統入門書，其內容深入淺出，純正精粹。

《瀕湖脈學》是傳統脈訣代表，脈學心法完備、扼要。

《藥性賦·藥性歌括》，其中《藥性賦》是傳統本草概說，兼取《藥性歌括》，更適於臨證應用。

《醫方集解》之外，又補充了《長沙方歌括》、《金匱方歌括》、《時方歌括》，歌訣便於背誦記憶。經方法度森嚴，劑量及煎服法都很重要！包含了經方劑量、煎服法的歌括，初學者要注意掌握。

第二輯：醫道準繩

本輯對應經典課程。《黃帝内經》（包括《素問》、《靈樞》）、《神農本草經》、《傷寒論》、《金匱要略》、《難經》，爲中醫必學經典，乃醫道之根本、萬古不易之準繩。

醫道淵深，玄遠難明，故本輯特編附翼：《太素》《甲乙經》《難經集注》《脈經》等，詳爲校注，供進一步研習中醫四大經典之用。

第三輯：醫道圓機

本輯首選清代葉、薛、吳、王溫病四大家著作，以爲圓機活法之代表，尤切當今實用。歷代各家著作，日後將擇期陸續刊印。明末清初大醫尊經崇原，遂有清代溫病學説興起。各家學説、臨證各科均爲經典的靈活運用，在學習了經典之後，才能融會貫通，悟出圓機活法。

第四輯：醫道溯源

本輯對應醫道根源、醫家修身課程。

《易經》乃中華文化之淵藪，『醫易相通，理無二致，可以醫而不知易乎？』（《類經附翼》）

《黃帝內經》夙尚『恬淡虛無，真氣從之；精神內守，病安從來』之旨；《道德經》一本『道法自然』、『清靜爲天下正』之宗，宗旨一貫，爲學醫者修身之書。

《漢書·五行志》：『《易》曰：「天垂象，見吉凶，聖人象之；河出圖，雒出書，聖人則之。」劉歆以爲虙羲氏繼天而王，受《河圖》，則而畫之，八卦是也；禹治洪水，賜《雒書》，法而陳之，《洪範》是也。』《尚書·洪範》爲『五行』理論之源頭。

隋代蕭吉《五行大義》集隋以前『五行』理論之大成，是研究『五行』理論必讀之書。

繁體字的意義

傳承醫道的中醫原典，採用繁體字則接近古貌，故更爲準確。

以《黃帝内經·靈樞·九針十二原》爲例：

繁體字版：『知機之道者，不可掛以髮；不知機道，叩之不發。』

簡體字版：『知机之道者，不可挂以发；不知机道，叩之不发。』

《靈樞經》在這裏談到用針守機之重要。邪正之氣各有盛衰之時，其來不可迎，其往不可及。宜補宜瀉，須靜守空中之微，待其良機。當刺之時，如發弩機之速，不可差之毫髮，於邪正往來之際而補瀉之；稍差毫髮則其機頓失。粗工不知機道，敲經按穴，發針失時，補瀉失宜，則血氣盡傷而邪氣不除。簡體字把『髮』、『發』統寫爲『发』字，給理解經文造成了障礙。

繁體字版：『方刺之時，必在懸陽，及與兩衛，神屬勿去，知病存亾。』

簡體字版：『方刺之时，必在悬阳，及与两卫，神属勿去，知病存亡。』

『衛』，《甲乙經·卷五第四》《太素·卷二十一》均作『衡』。『陽』『衡』『亾』皆在段玉裁《六書音韻表》古韻第十部陽韻；作『衛』則於韻不協。『衡』作『眉毛』解，《靈樞·论勇第五十》曰：『勇士者，目深以固，長衡直揚。』『兩衡』即『两眉』，經文的意思是：『准備針刺之時，一定要仔細觀察患者的鼻子與眉毛附近的神彩；全神貫注不離開，由此可以知道疾病的傳變、愈否。』於醫理爲通；『衡』又作『眉上』解，《戰國策·中山策》鮑彪注：『衡，眉上。』『兩衡』指『兩眉之上』，於醫理亦通。作『兩衡』則於上下文句醫理難明。故『衡』乃『衡』形近鈔誤之字，若刊印爲簡化字『卫』，則難以知曉其當初爲『衡』形近致誤。

《醫道傳承叢書》編委會　壬辰正月

點校說明

在浩如煙海的中醫古籍中，有二十餘種以《藥性賦》爲名的著作。通常所稱《藥性賦》，或指《珍珠囊補遺藥性賦》，或指《珍珠囊補遺藥性賦》的總賦，或指其他以賦體形式寫成的藥性歌訣。本書以古今流傳最廣之《藥性賦》，即《珍珠囊補遺藥性賦》的總賦摘出而成的單行本爲整理對象。

《珍珠囊補遺藥性賦》流傳久遠，影響深廣，但書名很多，如《藥性賦》《重訂藥性賦》《雷公藥性賦》《雷公炮製藥性賦》《增補珍珠囊雷公炮製藥性賦》《圈點校正雷公炮製藥性賦》《增補珍珠囊雷公藥性賦》《珍珠囊藥性賦》《珍珠囊指掌藥性賦》《珍珠囊補遺藥性賦》《新刻官板補遺珍珠囊藥性賦》及《珍珠囊指掌補遺藥性賦》等。對於原書著者亦存在較大爭議，通常有金張元素、元李杲及明李萃等觀點，長期以來產生不少疑問，令人莫衷一是。

《藥性賦》是學習中藥的啟蒙書，依中藥之寒、熱、溫、平四性將二百四十八種常用藥物分爲四類，用韻語編寫成賦體，言簡意賅，朗朗上口，便於初學者誦讀記憶。尤其是對藥性概括精辟，一經銘記在心，受用終生，深受歷代讀者喜愛，傳沿至今，長盛不衰，但該書文詞過簡，讀之難以深悟。於是一九四九年後相繼出現了《藥性賦白話解》等書，深受讀者喜愛。

該書現存明刻本、多種清刻本、抄本及石印本五十餘種，足見古今流傳之廣。本次整理以《珍珠囊指掌補遺藥性賦》清光緒二十三年李光明莊刻本爲底本，清光緒三十一年福記書局本爲主校本，參考一九五八年上海衛生出版社《珍珠囊補遺藥性賦》，選取其總賦中具參考意義者，詳加點校，標點斷句，以便讀者使用。

《藥性歌括》爲明朝醫林狀元龔廷賢所撰，附于《壽世保元甲集卷一本草門》下。龔廷賢，字子才，號雲林山人，明代江西金谿人。他生於醫學世家，其父龔信，曾任職太醫院，著有《古今醫鑒》。龔廷賢幼習舉子業，屢試不中，轉而隨父學醫，繼承祖業，以良醫濟世，功同良相自勵。後隨父親到北方，與當時的名流大家切磋琢磨，博採衆家之長，貫通醫理。他臨床診治尊古而不拘泥，無論內科、外科、婦科、兒科皆精通，其中尤擅長於兒科。龔氏一生著述極豐，有《濟世全書》《雲林神彀》《萬病回春》《壽世保元》《種杏仙方》《魯府禁方》《醫學入門萬病衡要》《小兒推拿秘旨》《眼方外科神驗全書》《本草炮製藥性賦定衡》《秘授眼科百科全書》《痘疹辨疑全錄》等。其中以《萬病回春》和《壽世保元》兩書流傳最廣，從理論上分析了多種疾病的病理、症狀和治法，並附有方劑。《藥性歌括》以四言韻語形式編寫，介紹了常用中藥的性味、功能、主治，内容簡明扼要，讀之朗朗上口，如『人參味甘，大補元氣，止渴生津，調榮養衛』，歷來是師帶徒的啟蒙讀本。但由於歷史條件的限制，對某些藥物的認識存在不足之處，而有些藥物如天靈蓋等現今已不再使用，此次整理爲尊重原著，沒有更改；同時，由於疏于校對，原書中同一藥物重複出現者亦不乏其例，此次整理爲尊重原著，沒有删改。

該書現存明經綸堂刻本、日本正保二年乙酉岡月宗知據明周氏光霽堂本影刻本、多種清刻本、民國石印本等七十餘種版本。本次整理以《壽世保元》日本正保二年岡月宗知據明周氏光霽堂本影刻本爲底本，以《壽世保元四言藥歌》清光緒二十年退省氏刻本爲主校本進行點校，並按照原文內容列出藥品目錄，以便讀者查閱。

點校者　二〇一〇年四月

目録

〔金〕張元素　〔元〕李東垣　著
趙艷　韓鋒　點校

藥性賦

學苑出版社

藥性賦

寒　性

諸藥賦性，此類最寒。

犀角解乎心熱，羚羊清乎肺肝。

澤瀉利水通淋而補陰不足，海藻散癭破氣而治疝何難。

聞之菊花能明目而清頭風，射干療咽閉而消癰毒。

薏苡理脚氣而除風濕，藕節消瘀血而止吐衄。

瓜蔞子下氣潤肺喘兮，又且寬中；車前子止瀉利小便兮，尤能明目。

是以黄柏瘡用，兜鈴嗽醫。

地骨皮有退熱除蒸之效，薄荷葉宜消風清腫之施。

寬中下氣，枳殼緩而枳實速也；療肌解表，乾葛先而柴胡次之。
百部治肺熱，咳嗽可止；梔子涼心腎，鼻衄最宜。
玄參治結熱毒癰，清利咽膈；升麻消風熱腫毒，發散瘡痍。
嘗聞膩粉抑肺而斂肛門，金箔鎮心而安魂魄。
茵陳主黃疸而利水，瞿麥治熱淋之有血。
樸硝通大腸，破血而止痰癖；石膏治頭痛，解肌而消煩渴。
前胡除內外之痰實，滑石利六府之澀結。
天門冬止嗽，補血涸而潤肝心；麥門冬清心，解煩渴而除肺熱。
又聞治虛煩、除噦嘔，須用竹茹；通秘結、導瘀血，必資大黃。
宣黃連治冷熱之痢，又厚腸胃而止瀉；淫羊藿療風寒之痹，且補陰虛而助陽。

茅根止血與吐衄，石韋通淋於小腸。
熟地黃補血且療虛損，生地黃宣血更醫眼瘡。
赤芍藥破血而療腹痛，煩熱亦解；白芍藥補虛而生新血，退熱尤良。
若乃消腫滿逐水於牽牛，除毒熱殺蟲於貫眾。
金鈴子治疝氣而補精血，萱草根治五淋而消乳腫。
側柏葉治血出崩漏之疾，香附子理婦人血氣之用。
地膚子利膀胱，可洗皮膚之風；山豆根解熱毒，能止咽喉之痛。
白蘚皮去風治筋弱，而療足頑痹；旋覆花明目治頭風，而消痰嗽壅。
又況荊芥穗清頭目便血，疏風散瘡之用；瓜蔞根療黃疸毒癰，消渴解痰之憂。
地榆療崩漏，止血止痢；昆布破疝氣，散癭散瘤。

療傷寒、解虛煩，淡竹葉之功倍；除結氣、破瘀血，牡丹皮之用同。

知母止嗽而骨蒸退，牡蠣澀精而虛汗收。

貝母清痰止咳嗽而利心肝，桔梗下氣利胸膈而治咽喉。

若夫黄芩治諸熱，兼主五淋；槐花治腸風，亦醫痔痢。

常山理痰結而治溫瘧，葶藶瀉肺喘而通水氣。

此六十六種藥性之寒，又當考《圖經》以博其所治，觀夫方書以參其所用焉，其庶幾矣。

熱性

藥有溫熱，又當審詳。

欲溫中以蓽茇，用發散以生薑。

五味子止嗽痰，且滋腎水；膃肭臍療痨瘵，更壯元陽。

原夫川芎祛風濕，補血清頭；續斷治崩漏，益筋強脚。

麻黄表汗以療咳逆，韭子壯陽而醫白濁。

川烏破積，有消痰治風痹之功；天雄散寒，爲去濕助陽精之藥。

觀夫川椒達下，乾薑暖中。

胡蘆巴治虚冷之疝氣，生卷柏破癥瘕而血通。

白朮消痰壅、温胃，兼止吐瀉；菖蒲開心氣、散冷，更治耳聾。

丁香快脾胃而止吐逆，良薑止心氣痛之攻沖。

肉蓯蓉填精益腎，石硫黄暖胃驅蟲。

胡椒主去痰而除冷，秦椒主攻痛而治風。

吴茱萸療心腹之冷氣，靈砂定心藏之怔忡。

蓋夫散腎冷、助脾胃，須畢澄茄；療心痛、破積聚，用蓬莪朮。

縮砂止吐瀉安胎，化酒食之劑；附子療虛寒翻胃，壯元陽之力。

白豆蔻治冷瀉，療癰止痛於乳香；紅豆蔻止吐酸，消血殺蟲於乾漆。

豈不知鹿茸生精血，腰脊崩漏之均補；虎骨壯筋骨，寒濕毒風之並祛。

檀香定霍亂，而心氣之痛愈；鹿角秘精髓，而腰脊之痛除。

消腫益血於米醋，下氣散寒於紫蘇。

扁豆助脾，則酒有行藥破血之用；麝香開竅，則蔥爲通中發汗之需。

嘗觀五靈脂治崩漏，理血氣之刺痛；麒麟竭止血出，療金瘡之傷折。

麋茸壯陽以助腎，當歸補虛而養血。

烏賊骨止帶下，且除崩漏目翳；鹿角膠住血崩，能補虛羸勞絕。

白花蛇治癱瘓，療風癢之癬疹；烏梢蛇療不仁，去瘡瘍之風熱。

《圖經》云：烏藥有治泠氣之理，禹餘糧乃療崩漏之因。

巴豆利痰水，能破寒積；獨活療諸風，不論久新。

山茱萸治頭暈遺精之藥，白石英醫咳嗽吐膿之人。

厚朴溫胃而去嘔脹，消痰亦驗；肉桂行血而療心痛，止汗如神。

是則鯽魚有溫胃之功，代赭乃鎮肝之劑。

沈香下氣補腎，定霍亂之心痛；橘皮開胃去痰，導壅滯之逆氣。

此六十種藥性之熱，又當博《本草》而取治焉。

溫性

溫藥總括，醫家素諳。

木香理乎氣滯，半夏主於風痰。

蒼朮治目盲，燥脾去濕宜用；蘿蔔去膨脹，下氣製麵尤堪。
況夫鐘乳粉補肺氣，兼療肺虛；青鹽治腹痛，且益腎水。
山藥而腰濕能醫，阿膠而痢嗽皆止。
赤石脂治精濁而止泄，兼補崩中；陽起石暖子宮以壯陽，更療陰痿。
誠以紫菀治嗽，防風祛風，蒼耳子透腦止涕，威靈仙宣風通氣。
細辛去頭風，止嗽而療齒痛；艾葉治崩漏，安胎而醫痢紅。
羌活明目驅風，除濕毒腫痛；白芷止崩治腫，療痔瘻瘡癰。
若乃紅藍花通經，治產後惡血之餘；劉寄奴散血，療燙火金瘡之苦。
減風濕之痛則茵芋葉，療折傷之症則骨碎補。
藿香葉辟惡氣而定霍亂，草果仁溫脾胃而止嘔吐。
巴戟天治陰疝白濁，補腎尤滋；元胡索理氣痛血凝，調經有助。

嘗聞款冬花潤肺，去痰嗽以定喘；肉豆蔻溫中，止霍亂而助脾。
撫芎走經絡之痛，何首烏治瘡疥之資。
薑黃能下氣，破惡血之積；防己宜消腫，祛風濕之施。
藁本除風，主婦人陰痛之用；仙茅益腎，扶元氣虛弱之衰。
乃曰破故紙溫腎，補精髓與勞傷；宣木瓜入肝，療脚氣并水腫。
杏仁潤肺燥調便秘止嗽之劑，茴香治疝氣腎疼之用。
訶子生精止渴，兼療滑泄之痾；秦艽攻風逐水，又除肢節之痛。
檳榔豁痰而逐水，殺寸白蟲；杜仲益腎而添精，去腰膝重。
當知紫石英療驚悸崩中之疾，橘核仁治腰痛疝氣之瘨。
金櫻子兮澀遺精，紫蘇子兮下氣涎。
淡豆豉發傷寒之表，大小薊除諸血之鮮。

益智安神，治小便之頻數；麻仁潤肺，利六府之燥堅。

抑又聞補虛弱、排瘡膿，莫若黃芪；強腰脚、壯筋骨，無如狗脊。

菟絲子補腎以明目，馬藺花治疝而有益。

此五十四種藥性之溫，更宜參《圖經》而默識也。

平性

詳論藥性，平和惟在。

以硇砂而去積，用龍齒以安魂。

青皮快膈除膨脹，且利脾胃；芡實益精治白濁，兼補真元。

原夫木賊草去目翳，崩漏亦醫；花蕊石治金瘡，血行則卻。

決明和肝氣，治眼之劑；天麻主頭眩，祛風之藥。

甘草和諸藥而解百毒，蓋以性平；石斛平胃氣而補腎虛，更醫腳弱。

觀夫商陸治腫，覆盆益精。

琥珀安神而散血，朱砂鎮心而有靈。

牛膝強足補精，兼療腰痛；龍骨止汗住泄，更治血崩。

甘松理風氣而痛止，蒺藜療風瘡而目明。

人參潤肺寧心，開脾助胃；蒲黄止崩治衄，消瘀調經。

豈不以南星醒脾，去驚風痰吐之憂；三棱破積，除血塊氣滯之症。

沒食主泄瀉而神效，皂角治風痰而響應。

桑螵蛸療遺精之泄，鴨頭血醫水腫之盛。

蛤蚧治癆嗽，牛蒡子疏風壅之痰；全蠍主風癱，酸棗仁去怔忡之病。

嘗聞桑寄生益血安胎，且止腰痛；大腹子去膨下氣，亦令胃和。

小草、遠志，俱有寧心之妙；木通、豬苓，尤爲利水之多。

蓮肉有清心醒脾之用，沒藥乃治瘡散血之科。

鬱李仁潤腸宣水，去浮腫之疾；茯神寧心益智，除驚悸之痾。

白茯苓補虛勞，多在心脾之有眚；赤茯苓破結血，獨利水道以無过。

因知麥芽有助脾化食之功，小麥有止汗養心之力。

白附子去面風之遊走，大腹皮治水腫之泛溢。

椿根白皮主瀉血，桑根白皮主喘息。

桃仁破瘀血兼治腰痛，神麯健脾胃而進飲食。

五加皮堅筋骨以立行，柏子仁養心神而有益。

抑又聞安息香辟惡，且止心腹之痛；冬瓜仁醒脾，實爲飲食之資。

僵蠶治諸風之喉閉，百合斂肺痨之嗽萎。

赤小豆解熱毒，瘡腫宜用；枇杷葉下逆氣，噦嘔可醫。

連翹排瘡膿與腫毒，石楠葉利筋骨與毛皮。

穀芽養脾，阿魏除邪氣而破積；紫河車補血，大棗和藥性以開脾。

然而鱉甲治癆瘧，兼破癥瘕；龜甲堅筋骨，更療崩疾。

烏梅主便血瘧痢之用，竹瀝治中風聲音之失。

此六十八種平和之藥，更宜參本草而求其詳悉也。

以上匯諸藥品，總括成章，性分寒熱溫平，味主抑揚主治，隨症對藥，辭義了然，在習醫者固當審詳，而保身者亦宜熟讀，庶幾無夭札之虞矣。

十八反歌

本草明言十八反，半蔞貝蘞及攻烏，藻戟遂芫俱戰草，諸參辛芍叛藜蘆。

十九畏歌

硫黃原是火中精，樸硝一見便相爭。水銀莫與砒霜見，狼毒最怕密陀僧。巴豆性烈最爲上，偏與牽牛不順情。丁香莫與鬱金見，牙硝難合京三棱。川烏草烏不順犀，人參最怕五靈脂。官桂善能調冷氣，若逢石脂便相欺。大凡修合看順逆，炮爁炙煿莫相依。

六陳歌

枳殼陳皮半夏齊，麻黃狼毒及茱萸；六般之藥宜陳久，入藥方知奏效奇。

妊娠服藥禁歌

蚖斑水蛭及虻蟲，烏頭附子配天雄，野葛水銀並巴豆，牛膝薏苡與蜈蚣，
三棱芫花代赭麝，大戟蟬蛻黃雌雄，牙硝芒硝牡丹桂，槐花牽牛皂角同，
半夏南星與通草，瞿麥乾薑桃仁通，硇砂乾漆蟹爪甲，地膽茅根與䗪蟲。

五藏所欲

肝欲散，急食辛以散之，以辛補之，以酸瀉之。
心欲耎，急食鹹以耎之，以鹹補之，以甘瀉之。
脾欲緩，急食甘以緩之，以甘補之，以苦瀉之。
肺欲收，急食酸以收之，以酸補之，以辛瀉之。
腎欲堅，急食苦以堅之，以苦補之，以鹹瀉之。

五藏所苦

肝苦急，急食甘以緩之。

脾苦濕，急食苦以燥之。

心苦緩，急食酸以收之。

腎苦燥，急食辛以潤之。

肺苦氣上，急食苦以泄之。

五氣湊五藏例

燥氣入肝，腥氣入肺，香氣入脾，焦氣入心，腐氣入腎。

五行五色五味五走五藏主禁例

東方之木，其色青，其味酸，其藏肝。肝主筋。木曰曲直，曲直作酸。

酸走肝，筋病人勿多食酸。

南方之火，其色赤，其味苦，其藏心。心主血。火曰炎上，炎上作苦。

苦走心，血病人勿多食苦。

西方之金，其色白，其味辛，其藏肺。肺主氣。金曰從革，從革作辛。

辛走肺，氣病人勿多食辛。

北方之水，其色黑，其味鹹，其藏腎。腎主骨。水曰潤下，潤下作鹹。

鹹走腎，骨病人勿多食鹹。

中央之土，其色黄，其味甘，其藏脾。脾主肉。土曰稼穡，稼穡作甘。

甘走脾，肉病人勿多食甘。

手足三陽表裏引經主治例

太陽足膀胱 手小肠　上羌活，下黃柏。

少陰足腎 手心　上黃連，下知母。

少陽足膽 手三焦　上柴胡，下青皮。

厥陰足肝 心包絡　上青皮，下柴胡。

陽明足胃 手大腸　上白芷、升麻，下石膏。

太陰足脾 手肺　上白芍，下桔梗。

諸藥瀉諸經之火邪

黃連瀉心火，梔子、黃芩瀉肺火，白芍瀉脾火，柴胡、黃連瀉肝膽火，知母瀉腎火，木通瀉小腸火，黃芩瀉大腸火，柴胡、黃芩瀉三焦火，黃柏瀉膀胱火。

諸藥相反例

甘草反大戟、芫花、甘遂、海藻。

烏頭反半夏、瓜蔞、貝母、白及、白蘞。

藜蘆反細辛、芍藥、人參、沙參、苦參、丹參、元參。

五藏補瀉主治例

肝虛者，陳皮、生薑之類補之。虛則補其母，腎者，肝之母也，熟地、地黃、黄柏補之，如無他證，錢氏地黄丸主之。實則白芍藥瀉之，如無他證，錢氏瀉青丸主之。實則瀉其子，以甘草瀉心，心者，肝之子也。

心虛者，炒鹽補之。虛則補其母，肝者，心之母也，以生薑補肝，如無他證，錢氏安神丸主之。實則甘草瀉之，如無他證，錢氏方中重則瀉心湯，輕則導赤散。

脾虛者，甘草、大棗之類補之。實則黃連、枳實瀉之，如無他證，錢氏益黃散主之。虛則補其母，心乃脾之母，以炒鹽補心。實則瀉其子，肺乃脾之子，以桑白皮瀉肺。

肺虛者，五味子補之，實則桑白皮瀉之。如無他證，錢氏阿膠散主之。虛則補其母，脾乃肺之母，以甘草、大棗補脾。實則瀉其子，腎者，肺之子，以澤瀉瀉腎。

腎虛者，熟地黃、黃柏補之。腎無實，不可瀉，錢氏止有補腎地黃丸，無瀉腎藥。虛則補其母，肺乃腎之母，以五味子補肺。

已上五藏補瀉，《素問藏氣法時論》備言之矣。欲究其詳，再看本論。

用藥凡例

頭角痛，須用川芎，血枯亦用。

巔頂痛，須用藁本。

遍身肢節痛，須用羌活，風濕亦用。

腹中痛，須用白芍、厚朴。

臍下痛，須用黄柏、青皮。

心下痛，須用吳茱萸。

胃脘痛，須用草豆蔻。

脅下痛，須用柴胡，日晡潮熱、寒熱往來亦用。

莖中痛，須用生甘草梢。
氣刺痛，須用枳殼。
血刺痛，須用當歸。
心下痞，須用枳實。
胸中寒痞，須用去白陳皮。
腹中窄，須用蒼朮。
破血，須用桃仁。
活血，須用當歸。
補血，須用川芎。
調血，須用玄胡索。
補元氣，須用人參。

調諸氣，須用木香。
破滯氣，須用枳殼、青皮。
肌表熱，須用黄芩，去痰亦用。
去痰，須用半夏。
去風痰，須用南星。
諸虚熱，須用黄芪，盜汗亦用。
脾胃受濕，須用白朮，去痰亦用。
下焦濕腫，須用漢防己、草龍膽。
中焦濕熱，須用黄連。
上焦濕熱，須用黄芩。
煩渴，須用白茯苓、葛根。

嗽者，須用五味子。

咳有聲無痰者，須用生薑、杏仁、防風。

咳有聲有痰者，須用半夏、枳殼、防風。

喘者，須用阿膠、天門冬、麥門冬。

諸泄瀉，須用白芍、白朮。

諸水瀉，須用白朮、白茯苓、澤瀉。

諸痢疾，須用當歸、白芍。

上部見血，須用防風。

中部見血，須用黃連。

下部見血，須用地榆。

眼暴發，須用當歸、黃連、防風。

眼久昏暗，須用熟地黄、當歸、細辛。

解利傷風，須用防風爲君，白朮、甘草爲佐。

解利傷寒，須用甘草爲君，防風、白朮爲佐。

凡諸風，須用防風、天麻。

諸瘡瘍，須用黄柏、知母爲君，連翹、黄芩爲佐。

小便不利，須用黄柏、知母爲君，茯苓、澤瀉爲佐。

瘧疾，須用柴胡爲君，隨所發之時、所屬經部，分以引經藥導之。

已上諸藥，此大略言之，以爲處方之階。欲究其精，於《指掌珍珠囊》中求之。

〔明〕龔廷賢 著
趙艷 韓鋒 點校

藥性歌括

學苑出版社

藥性歌括 共四百味

諸藥之性，各有奇功，温凉寒熱，補瀉宣通。君臣佐使，運用於衷，相反畏惡，立見吉凶。

人參

人參味甘，大補元氣，止渴生津，調營養衛。去蘆用，反藜蘆。

黃芪

黃芪性溫，收汗固表，托瘡生肌，氣虛莫少。綿軟如箭簳者，瘡瘍生用，補虛蜜水炒用。

白术

白术甘溫，健脾強胃，止瀉除濕，兼祛痰痞。去蘆油。米泔水洗，薄切曬乾，或陳土、壁土炒。

茯苓

茯苓味淡，滲濕利竅，白化痰涎，赤通水道。去黑皮，中有赤筋者要去淨，不損人目。

甘草

甘草甘溫，調和諸藥，炙則溫中，生則瀉火。一名國老，能解百毒，反甘遂、海藻、大戟、芫花。

當歸

當歸甘溫，生血補心，扶虛益損，逐瘀生新。酒浸，洗淨切片。體肥痰盛，薑汁浸曬。身養血，尾破血，全活血。

白芍

白芍酸寒，能收能補，瀉痢腹痛，虛寒勿與。有生用者，有酒炒用者。

赤芍

赤芍酸寒，能瀉能散，破血通經，產後勿犯。宜生用。

生地

生地微寒，能清濕熱，骨蒸煩勞，兼消瘀血。一名节，懷慶出者，酒洗，竹刀切片，曬乾。

熟地

熟地微溫，滋腎補血，益髓填精，烏鬚黑髮。用懷慶生地黄，酒拌蒸至黑色，竹刀切片，勿犯鐵器，忌蘿蔔、葱、蒜。用薑汁炒，除膈悶。

麥門冬

麥門甘寒，解渴袪煩，補心清肺，虛熱自安。水浸，去心用，不令人煩。

天門冬

天門甘寒，肺痿肺癰，消痰止嗽，喘熱有功。水浸，去心皮。

黃連

黃連味苦，瀉心除痞，清熱明眸，厚腸止痢。去鬚，下火童便，痰火薑汁，伏火鹽湯，氣滯火吳茰，肝膽火猪膽，實火朴硝，虛火醋炒。

黄芩

黄芩苦寒，枯瀉肺火，子清大腸，濕熱皆可。去皮枯朽，或生或酒炒。

黄柏

黄柏苦寒，降火滋陰，骨蒸濕熱，下血堪任。去粗皮，或酒、或蜜、或童便、或乳汁炒，一名黄蘗。

梔子

梔子性寒，解鬱除煩，吐衄胃痛，火降小便。生用清三焦實火，炒黑清上焦鬱火，又能清曲屈之火。

連翹

連翹苦寒，能消癰毒，氣聚血凝，濕熱堪逐。去梗心。

石膏

石膏大寒，能瀉胃火，發渴頭疼，解肌立妥。或生或煅，一名解石。

滑石

滑石沈寒，滑能利竅，解渴除煩，濕熱可療。細膩潔白者佳，粗頭青黑者勿用，研爛以水飛過。

知母

知母味苦，熱渴能除，骨蒸有汗，痰嗽皆舒。去皮毛，生用瀉胃火，酒炒瀉腎火。

貝母

貝母微寒，止嗽化痰，肺癰肺痿，開鬱除煩。去心，黃白色、輕鬆者佳。

大黃

大黃苦寒，實熱積聚，蠲痰潤燥，疏通便閉。

柴胡

柴胡味苦，能瀉肝火，寒熱往來，瘧疾均可。去蘆，要北者佳。

前胡

前胡微寒，寧嗽化痰，寒熱頭痛，痞悶能安。去蘆，要軟者佳。

升麻

升麻性寒，清胃解毒，升提下陷，牙痛可逐。去鬚，青綠者佳。

桔梗

桔梗味苦，療咽痛腫，載藥上升，開胸利壅。去蘆，潔白者佳。

紫蘇

紫蘇葉辛，風寒發表，梗下諸氣，消除脹滿。葉背面并紫者佳。

麻黃

麻黃味辛，解表出汗，身熱頭痛，風寒發散。去根節，宜陳久，止汗用根。

葛根

葛根味甘，祛風發散，溫瘧往來，止渴解酒。白粉者佳。

薄荷

薄荷味辛，最清頭目，祛風化痰，骨蒸宜服。一名炙蘇，用姑蘇龍腦者佳。

防風

防風甘溫，能除頭暈，骨節痹疼，諸風口噤。去蘆。

荊芥

荊芥味辛，能清頭目，表汗祛風，治瘡消瘀。一名假蘇，用穗。

細辛

細辛辛溫，少陰頭痛，利竅通關，風濕皆用。華陰者佳，反藜蘆。

羌活

羌活微溫，祛風除濕，身痛頭疼，舒筋活骨。一名羌青。

獨活

獨活甘苦，頸項難舒，兩足濕痹，諸風能除。一名獨搖草。

白芷

白芷辛溫，陽明頭痛，風熱瘙癢，排膿通用。一名芳香。

藁本

藁本氣溫，除頭巔頂，寒濕可祛，風邪可屏。去蘆。

香附

香附味甘，快氣開鬱，止痛調經，更消宿食。即莎草根，忌鐵器。

烏藥

烏藥辛溫，心腹脹痛，小便滑數，順氣通用。一名旁其，一名天臺烏。

枳實

枳實味苦，消食除痞，破積化痰，衝牆倒壁。如鵝眼，色黑陳者佳，水浸去穰，切片麩炒。

枳殼

枳殼微寒，快氣寬腸，胸中氣結，脹滿堪嘗。水浸去穰，切片麩炒。

白豆蔻

白蔻辛溫，能祛瘴翳，益氣調元，止嘔和胃。去殼取仁。

青皮

青皮苦溫，能攻氣滯，削堅平肝，安胃下食。水浸去穰，切片。

陳皮

陳皮甘溫，順氣寬膈，留白和胃，消痰去白。溫水略洗，刮去穰，又名橘紅。

蒼朮

蒼朮苦溫，健脾燥濕，發汗寬中，更祛瘴疫。米泔浸透，搓去黑皮，切片炒乾。

厚朴

厚朴苦溫，消脹泄滿，痰氣瀉痢，其功不緩。要厚如紫豆者佳，去粗皮，薑汁炒。

南星

南星性熱，能治風痰，破傷強直，風搐自安。薑湯泡透，切片用，或為末，裝入牛膽內，名牛膽南星。

半夏

半夏味辛，健脾燥濕，痰厥頭疼，嗽嘔堪入。一名守田，反烏頭，滚水泡透切片，薑汁炒。

藿香

藿香辛溫，能止嘔吐，發散風寒，霍亂爲主。或用葉，或用梗，或梗葉兼用者。

檳榔

檳榔辛溫，破氣殺蟲，祛痰逐水，專除後重。類鷄心者佳。

大腹皮

腹皮微溫，能下膈氣，安胃健脾，浮腫消去。多有鴆糞毒，用黑豆湯洗淨。

香薷

香薷味辛，傷暑便澀，霍亂水腫，除煩解熱。陳久者佳。

扁豆

扁豆微溫，轉筋吐瀉，下氣和中，酒毒能化。微炒。

豬苓

豬苓味淡，利水通淋，消腫除濕，多服損腎。削去黑皮，切片。

澤瀉

澤瀉甘寒，消腫止渴，除濕通淋，陰汗自遏。去毛。

木通

木通性寒，小腸熱閉，利竅通經，最能導滯。去皮，切片。

車前子

車前子寒，溺澀眼赤，小便能通，大便能實。去殼。

地骨皮

地骨皮寒，解肌退熱，有汗骨蒸，強陰涼血。去骨。

木瓜

木瓜味酸，濕腫腳氣，霍亂轉筋，足膝無力。酒洗。

威靈仙

威靈苦溫，腰膝冷痛，消痰痃癖，風濕皆用。去蘆，酒洗。

牡丹皮

牡丹苦寒，破血通經，血分有熱，無汗骨蒸。去骨。

玄參

玄參苦寒，清無根火，消腫骨蒸，補腎亦可。紫黑者佳，反藜蘆。

沙參

沙參味甘，消腫排膿，補肝益肺，退熱除風。去蘆，反藜蘆。

丹參

丹參味苦，破積調經，生新去惡，祛除帶崩。反藜蘆。

苦參

苦參味苦，癰腫瘡疥，下血腸風，眉脱赤癩。反藜蘆。

龍膽草

龍膽苦寒，療眼赤疼，下焦濕腫，肝經熱煩。

五加皮

五加皮溫，祛痛風痹，健步堅筋，益精止瀝。此皮浸酒，輕身延壽，寧得一把五加皮，不用金玉滿車。

防己

防己氣寒，風濕脚痛，熱積膀胱，消癰散腫。

地榆

地榆沈寒，血熱堪用，血痢帶崩，金瘡止痛。如虛寒水瀉，切宜忌之。

茯神

茯神補心，善鎮驚悸，恍惚健忘，兼除怒恚。去皮木。

遠志

遠志氣溫，能驅驚悸，安神鎮心，令人多記。甘草湯浸一宿，去骨，曬乾。

酸棗仁

酸棗味酸，斂汗驅煩，多眠用生，不眠用炒。去核取仁。

菖蒲

菖蒲性溫，開心利竅，去痹除風，出聲至妙。去毛，一寸九節者佳，忌鐵器。

柏子仁

柏子味甘，補心益氣，斂汗潤腸，更療驚悸。去殼取仁，即柏實。

益智仁

益智辛溫，安神益氣，遺溺遺精，嘔逆皆治。去殼取仁，研碎。

甘松

甘松味香，善除惡氣，治體香肌，心腹痛已。

小茴香

小茴性溫，能除疝氣，腹痛腰疼，調中暖胃。鹽酒炒。

大茴香

大茴味辛，疝氣腳氣，腫痛膀胱，止嘔開胃。即懷香子。

乾薑

乾薑味辛，表解風寒，炮苦逐冷，虛寒尤堪。紙包水浸，火煨切片，慢火炒至極黑，亦有生用者。

附子

附子辛熱，性走不守，四肢厥冷，回陽功有。皮黑，頂正圓，一兩一枚者佳，麵裹火煨，去皮臍，童便浸一宿，慢火煮，密封放，切片用，亦有該用生者。

川烏

川烏大熱，搜風入骨，濕痹寒疼，破積之物。頂歪斜。製同附子。

木香

木香微溫，散滯和胃，諸風能調，行肝瀉肺。形如枯骨，苦口粘牙者佳。

沈香

沈香降氣，暖胃追邪，通天徹地，氣逆爲佳。

丁香

丁香辛熱，能除寒嘔，心腹疼痛，溫胃可曉。雄丁香如釘子長，雌丁香如棗核大。

砂仁

砂仁性溫，養胃進食，止痛安胎，行氣破滯。去殼取仁。

蓽澄茄

蓽澄茄辛，除脹化食，消痰止噦，能逐寒氣。係嫩胡椒，青時摘取者是。

肉桂

肉桂辛熱，善通血脈，腹痛虛寒，溫補可得。去粗皮，不見火，妊娠用要用炒。厚者肉桂，薄者官桂。

桂枝

桂枝小梗，橫行手臂，止汗舒筋，治手足痹。

吳茱萸

吳萸辛熱，通調疝氣，臍腹寒疼，酸水能治。去梗，湯泡微炒。

延胡索

延胡氣溫，心腹卒痛，通經活血，跌撲血崩。即玄胡索。

薏苡仁

薏苡味甘，專除濕痹，筋節拘攣，肺癰肺痿。一名穿穀米。去殼取仁。

肉豆蔻

肉蔻辛溫，脾胃虛冷，瀉利不休，功可立等。一名肉裹，麵包煨熟，切片，紙包捶去油。

草豆蔻

草蔻辛溫，治寒犯胃，作痛吐嘔，不食能食。建寧有淡紅花，內白子是真的。

訶子

訶子味苦，澀腸止痢，痰嗽喘急，降火斂肺。又訶黎勒，六棱黑色者佳，火煨去核。

草果

草果味辛，消食除脹，截瘧逐痰，解瘟辟瘴。去殼取仁。

常山

常山苦寒，截瘧除痰，解傷寒熱，水脹能寬。酒浸切片。

良薑

良薑性熱，下氣溫中，轉筋霍亂，酒食能攻。結實秋收名紅豆蔻，善解酒毒，餘治同。

山楂

山楂味甘，磨消肉食，療疝催瘡，消膨健胃。一名糖毬子，俗稱山裡紅，蒸去核用。

神麯

神麯味甘，開胃進食，破積逐痰，調中下氣。要六月六日製造方可用，要炒黄色。

麥芽

麥芽甘溫，能消宿食，心腹膨脹，行血散滯。炒，孕婦勿服，恐墮胎元。

蘇子

蘇子味辛，驅痰降氣，止咳定喘，更潤心肺。

白芥子

白芥子辛，專化脅痰，瘧蒸痞塊，服之能安。微炒。

甘遂

甘遂苦寒，破癥消痰，面浮蠱脹，利水能安。反甘草。

大戟

大戟甘寒，消水利便，腹脹癥堅，其功瞑眩。反甘草。

芫花

芫花寒苦，能消脹蠱，利水瀉濕，止咳痰吐。反甘草。

商陸

商陸苦寒，赤白各異，赤者消風，白利水氣。一名樟柳。

海藻

海藻鹹寒，消癭散癧，除脹破癥，利水通閉。與海帶、昆布散結潰堅功同，反甘草。

牽牛子

牽牛苦寒，利水消腫，蠱脹痃癖，散滯除壅。黑者屬水，力速。白者屬金，效遲。并取頭末用。

葶藶子

葶藶辛苦，利水消腫，痰咳癥瘕，治喘肺癰。隔紙略炒。

瞿麥

瞿麥苦寒，專治淋病，且能墮胎，通經立應。

三稜

三稜味苦，利血消癖，氣滯作痛，虛者當忌。去毛，火煨，切片醋炒。

五靈脂

五靈味甘，血痢腹痛，止血用炒，行血用生。

莪朮

莪朮溫苦，善破痃癖，止痛消瘀，通經最宜。去根，火煨，切片醋炒。

乾漆

乾漆辛溫，通經破瘕，追積殺蟲，效如奔馬。捂砂炒，令煙盡，生則損人傷胃。

蒲黃

蒲黃味甘，逐瘀止崩，止血須炒，破血用生。

蘇木

蘇木甘鹹，能行積血，產後月經，兼醫撲跌。

桃仁

桃仁甘平，能潤大腸，通經破瘀，血瘕堪嘗。湯浸，去皮尖，研如泥。

薑黃

薑黃味辛，消癰破血，心腹結痛，下氣最捷。

鬱金

鬱金味苦，破血生肌，血淋溺血，鬱結能舒。

金銀花

金銀花甘，療癰無對，未成則散，已成則潰。一名忍冬，一名鷺絲藤，一名金釵股，一名老翁鬚。

漏蘆

漏蘆性寒，祛惡瘡毒，補血排膿，生肌長肉。一名野蘭。

白蒺藜

蒺藜味苦，療瘡瘙癢，白癜頭瘡，翳除目朗。

白及

白及味苦，功專收斂，腫毒瘡瘍，外科最善。

蛇床子

蛇床辛苦，下氣溫中，惡瘡疥癩，逐瘀祛風。

天　麻

天麻味甘，能驅頭眩，小兒驚癇，拘攣癱瘓。

白附子

白附辛溫，治面百病，血痹風瘡，中風痰證。

全　蠍

全蠍味辛，却風痰毒，口眼喎斜，風癇發搐。去毒。

蟬　蛻

蟬蛻甘寒，消風定驚，殺疳除熱，退翳侵睛。

僵蠶

僵蠶味鹹，諸風驚癇，濕痰喉痹，瘡毒瘢痕。去絲，酒炒。

蜈蚣

蜈蚣味辛，蛇虺惡毒，止痙驅邪，墮胎逐瘀。頭足赤者佳，炙黄，去頭足。

木鱉

木鱉甘寒，能追瘡毒，乳癰腰疼，消腫最速。去殼。

蜂房

蜂房鹹苦，驚癇瘈瘲，牙疼腫毒，瘰癧乳癰。

白花蛇

花蛇溫毒，癱瘓喎斜，大風疥癩，諸毒稱佳。兩鼻孔，四獠牙，頭帶二十四朵花，尾上有個佛指甲，是出蘄州者佳。

蛇蜕

蛇蜕辟惡，能除翳膜，腸痔蟲毒，驚癇搐搦。

槐花

槐花味苦，痔漏腸風，大腸熱痢，更殺蚘蟲。

鼠黏子

鼠黏子辛，能除瘡毒，癮疹風熱，咽疼可逐。一名牛蒡子，一名大力子，一名惡實。

茵陳蒿

茵陳味苦，退疸除黃，瀉濕利水，清熱爲涼。

紅花

紅花辛溫，最消瘀熱，多則通經，少則養血。

蔓荆子

蔓荆子苦，頭疼能醫，拘攣濕痹，淚眼堪除。微炒研碎。

馬兜鈴

兜鈴苦寒，能薰痔漏，定喘消痰，肺熱久嗽。去膈膜根，名清木香，散氣。

百合

百合味甘，安心定膽，止嗽消浮，癰疽可啖。

秦艽

秦艽微寒，除濕榮筋，肢節風痛，下血骨蒸。新好羅紋者佳。

紫菀

紫菀苦辛，痰喘咳逆，肺癰吐膿，寒熱並濟。去頭。

款冬花

款花甘溫，理肺消痰，肺癰喘咳，補勞除煩。要嫩茸去木。

金沸草

金沸草溫，消痰止嗽，明目祛風，逐水尤妙。一名旋覆花，一名金錢花。

桑皮

桑皮甘辛，止嗽定喘，瀉肺火邪，其功不淺。風寒，新嫩生用，虛癆久嗽，蜜水炒用，去紅皮。

杏仁

杏仁溫苦，風寒喘嗽，大腸氣閉，便難切要。單仁者泡去皮尖，麸炒入藥。雙仁者有毒，殺人，無用。

烏梅

烏梅酸溫，收斂肺氣，止渴生津，能安瀉痢。

天花粉

天花粉寒，止渴祛煩，排膿消毒，善除熱痰。

瓜蔞仁

瓜蔞仁寒，寧嗽化痰，傷寒結胸，解渴止煩。去殼用仁，重紙包，磚壓摻之，口一度去油用。

密蒙花

密蒙花甘，主能明目，虛翳青盲，服之效速。酒洗，蒸過曬乾。

菊花

菊花味甘，除熱祛風，頭暈目赤，收淚殊功。家園内味甘黃小者良，去梗。

木賊

木賊味甘，益肝退翳，能止月經，更消積聚。

決明子

決明子甘，能祛肝熱，目疼收淚，仍止鼻血。

犀角已禁用

犀角酸寒，化毒辟邪，解熱止血，消腫毒蛇。

羚羊角

羚羊角寒，明目清肝，却驚解毒，神志能安。

龜甲

龜甲味甘，滋陰補腎，逐瘀續筋，更醫顱囟。即敗龜板。

鱉甲

鱉甲鹹平，勞嗽骨蒸，散瘀消腫，去痞除崩。去裙，醮醋炙黃。

海螵蛸

海螵味鹹，破血除癥，通經水腫，目翳心疼。

桑寄生

桑上寄生，風濕腰痛，安胎止崩，瘡瘍亦用。

火麻仁

火麻味甘，下乳催生，潤腸通結，小水能行。微炒，磚擦去殼，取仁。

山豆根

山豆根苦，療咽痛腫，敷蛇蟲傷，可救急用。俗名金鎖匙。

益母草

益母草苦，女科爲主，産後胎前，生新去瘀。一名充蔚子。

紫草

紫草苦寒，能通九竅，利水消膨，痘疹最要。

紫葳

紫葳味酸，調經止痛，崩中帶下，癥瘕通用。即凌霄花。

地膚子

地膚子寒，去膀胱熱，皮膚瘙癢，除熱甚捷。一名鐵掃帚子。

楝根皮

楝根性寒，能追諸蟲，疼痛立止，積聚立通。

樗根白皮

樗根味苦，瀉痢帶崩，腸風痔漏，燥濕澀精。去粗皮，取白皮，切片酒炒。

澤蘭

澤蘭甘苦，癰腫能消，打撲傷損，肢體虛浮。

牙皂

牙皂味辛，通關利竅，敷腫痛消，吐風痰妙。去弦子皮，用不蛀者。

蕪荑

蕪荑味辛，驅邪殺蟲，痔瘻癬疥，化食除風。火煅用。

雷丸

雷丸味苦，善殺諸蟲，癲癇蠱毒，治兒有功。赤者殺人，白者佳。甘草煎水泡一宿。

胡麻仁

胡麻仁甘，疔腫惡瘡，熟補虛損，筋壯力強。一名巨勝，黑者佳。

蒼耳子

蒼耳子苦，疥癬細瘡，驅風濕痹，瘙癢堪嘗。一名枲耳，實多少刺。

蕤仁

蕤仁味甘，風腫爛弦，熱脹胬肉，眼淚立痊。

青葙子

青葙子苦，肝藏熱毒，暴發赤障，青盲可服。

穀精草

穀精草辛，牙齒風痛，口瘡咽痹，眼翳通用。一名戴星草。

白薇

白薇大寒，療風治瘧，人事不知，昏厥堪卻。

白蘞

白蘞微寒，兒瘧驚癇，女陰腫痛，癰疔可啖。

青蒿

青蒿氣寒，童便熬膏，虛熱盜汗，除骨蒸勞。

茅根

茅根味甘，通關逐瘀，止吐衄血，客熱可去。

大小薊

大小薊苦，消腫破血，吐衄咯唾，崩漏可啜。

枇杷葉

枇杷葉苦，偏理肺藏，吐噦不止，解酒清上。布拭去毛。

木律

木律大寒，口齒聖藥，瘰癧能醫，心煩可却。一名胡桐淚。

射干

射干味苦，逐瘀通經，喉痹口臭，癰毒堪憑。一名烏翣根。

鬼箭羽

鬼箭羽苦，通經墮胎，殺蟲破結，驅邪除乖。一名衛茅。

夏枯草

夏枯草苦，瘰癧癭瘤，破癥散結，濕痹能瘳。冬至後發生，夏至時枯。

卷柏

卷柏味辛，癥瘕血閉，風眩痿躄，更驅鬼疰。

馬鞭草

馬鞭草苦，破血通經，癥瘕痞塊，服之最靈。

鶴虱

鶴虱味苦，殺蟲追毒，心腹卒痛，蚘蟲堪逐。

白頭翁

白頭翁寒，散癥逐血，瘿癧瘧疝，止痛百節。

旱蓮草

旱蓮草甘，生鬚黑髮，赤痢堪止，血流可截。

慈菰

慈菰辛苦，疔腫癰疽，惡瘡癮疹，蛇虺並施。

榆白皮

榆皮味甘，通水除淋，能利關節，敷腫痛定。取裏面白皮，切片曬乾。

鉤藤

鉤藤微寒，療兒驚癇，手足瘛瘲，抽搐口眼。苗類鉤釣，故名鉤藤。

豨薟草

豨薟味甘，追風除濕，聰耳明目，烏鬚黑髮。蜜酒浸，九曬爲丸服。

葵花

葵花味甘，帶痢兩功，赤治赤者，白治白同。

辛夷

辛夷味辛，鼻塞流涕，香臭不聞，通竅之劑。去心毛。

續隨子

續隨子辛，惡瘡蠱毒，通經消積，不可過服。一名千金子，一名拒冬實。去殼取仁，紙包，壓去油。

海桐皮

海桐皮苦，霍亂久痢，疳䘌疥癬，牙疼亦治。

石楠葉

石楠藤辛，腎衰腳弱，風淫濕痹，堪爲妙藥。一名鬼目，女人不可久服，犯則切切思男。

鬼臼

鬼臼有毒，辟瘟除惡，蠱毒鬼疰，風邪可却。

大青葉

大青氣寒，傷寒熱毒，黃汗黃疸，時疫宜服。

側柏葉

側柏葉苦，吐衄崩痢，能生鬚眉，除濕之劑。

槐實

槐實味苦，陰瘡濕癢，五痔腫疼，止涎極莽。即槐角黑子也。

瓦楞子

瓦楞子鹹，婦人血塊，男子痰癖，癥瘕可瘥。即蚶子殼，火煅醋淬。

棕櫚子

棕櫚子苦，禁泄澀痢，帶下崩中，腸風堪治。

冬葵子

冬葵子寒，滑胎易產，癃利小便，善通乳難。即葵菜子。

淫羊藿

淫羊藿辛，陰起陽興，堅筋益骨，志強力增。即仙靈脾，俗稱三枝九葉草也。

松脂

松脂味甘，滋陰補陽，驅風安藏，膏可貼瘡。一名瀝青。

覆盆子

覆盆子甘，腎損精竭，黑鬚明眸，補虚續絕。去蒂。

合歡皮

合歡味甘，利人心志，安藏明目，快樂無慮。交枝樹。

金櫻子

金櫻子澀，夢遺精滑，禁止遺尿，寸白蟲殺。霜後紅熟，去核。

楮實

楮實味甘，壯筋明目，益氣補虛，陰痿當服。

鬱李仁

鬱李仁酸，破血潤燥，消腫利便，關格通導。破核取仁，湯泡去皮，研碎。

没食子

没食子苦，益血生精，染鬚最妙，噤痢極靈。即無食子。

空青

空青氣寒，治眼通靈，青盲赤腫，去暗回明。

密陀僧

密陀僧鹹，止痢醫痔，能除白癜，諸瘡可治。

伏龍肝

伏龍肝溫，治疫安胎，吐血咳逆，心煩妙哉。取年深色變褐者佳。

石灰

石灰味辛，性烈有毒，辟蟲立死，墮胎甚速。

穿山甲

穿山甲毒，痔癖惡瘡，吹奶腫痛，鬼魅潛藏。用甲，銼碎，土炒成珠。

蚯蚓

蚯蚓氣寒，傷寒溫病，大熱狂言，投之立應。

蜘蛛

蜘蛛氣寒，狐疝偏痛，蛇虺咬塗，疔瘡敷用。腹大黑色者佳。

蟾蜍

蟾蜍氣凉，殺疳蝕癖，瘟疫能辟，瘡毒可祛。

刺蝟皮

刺蝟皮苦，主醫五痔，陰腫疝痛，能開胃氣。

蛤蚧

蛤蚧味鹹，肺痿血咯，傳屍勞疰，邪魅可卻。

螻蛄

螻蛄味鹹，治十水腫，上下左右，效不旋踵。

蝸牛

蝸牛味鹹，口眼喎僻，驚癇拘攣，脱肛鹹治。

桑螵蛸

桑螵蛸鹹，淋濁精泄，除疝腰疼，虛損莫缺。

田螺

田螺性冷，利大小便，消腫除熱，醒酒立見。濁酒煮熟，挑肉食之。

象牙 已禁用

象牙氣平，雜物刺喉，能通小便，諸瘡可瘳。

水蛭

水蛭味鹹，除積瘀堅，通經墮產，折傷可痊。即馬蝗蜞。

貝子

貝子味鹹，解肌散結，利水消腫，目翳清潔。

蛤蜊

蛤蜊肉冷，能止消渴，酒毒堪除，開胃頓豁。

海粉

海粉味鹹，大治頑痰，婦人白帶，鹹能軟堅。即海石，火煅研，如無，以蛤粉代之。

石蟹

石蟹味鹹，點目腫翳，解蠱脹毒，催生落地。

海螵蛸此條前有，前後藥名重出，但内容不盡同，故均保留。

海螵蛸鹹，漏下赤白，癥瘕疝氣，陰腫可得。一名烏賊魚骨。

無名异

無名异甘，金瘡折損，去瘀止痛，生肌有準。

青礞石

青礞石寒，硝煅金色，墜痰消食，神妙莫測。用焰硝同入鍋內，火煅如金色者佳。

磁石

磁石味鹹，專殺鐵毒，若誤吞針，係線即出。

花蕊石

花蕊石寒，善止諸血，金瘡血流，產後血湧。火煅研。

代赭石

代赭石寒，下胎崩帶，兒疳瀉痢，驚癇鬼怪。

黑鉛

黑鉛味甘，止嘔反胃，鬼疰癭瘤，安神定志。

銀屑

銀屑味辛，譫語恍惚，定志養神，鎮心明目。

金屑

金屑味甘，善安魂魄，癲狂驚癇，調和血脈。

狗脊

狗脊味甘，酒蒸入劑，腰背膝疼，風寒濕痹。根類金毛狗脊。

骨碎補

骨碎補溫，折傷骨節，風血積疼，最能破血。去毛，即胡孫良薑。

茜草

茜草味苦，蠱毒吐血，經帶崩漏，損傷虛熱。

預知子

預知子貴，綴衣領中，遇毒聲作，誅蠱殺蟲。

王不留行

王不留行，調經催產，除風痹痓，乳癰當啖。即剪金子花，取酒蒸，火焙乾。

狼毒

狼毒味辛，破積癥瘕，惡瘡鼠瘻，殺毒鬼精。

藜蘆

藜蘆味辛，最能發吐，腸澼瀉痢，殺蟲消蠱。反芍藥、細辛、人參、沙參、玄參、丹參、苦參，勿同用。

蓖麻子

蓖麻子辛，吸出滯物，塗頂腸收，塗足胎出。去殼取仁。

華茇

華茇味辛，溫中下氣，痃癖陰疝，霍亂瀉痢。

百部

百部味甘，骨蒸勞瘵，殺疳蚘蟲，久嗽功大。

京墨

京墨味辛，吐衄下血，產後崩中，止血甚捷。

黃荊子

黃荊子苦，善治咳逆，骨節寒熱，能下肺氣。又名荊實。

女貞子

女貞子苦，黑髮烏鬚，強筋壯力，去風補虛。一名冬青子。

瓜蒂

瓜蒂苦寒，善能吐痰，消身腫脹，並治黄疸。即北方甜瓜蒂也。一名苦丁香，散用即吐，丸用則瀉。

粟殼

粟殼性澀，泄痢嗽怯，劫病如神，殺人如劍。不可輕用，蜜水炒。

巴豆

巴豆辛熱，除胃寒積，破癥消痰，大能通痢。一名江子，一名巴椒，反牽牛，去殼，看症製用。

夜明砂

夜明砂糞，能下死胎，小兒無辜，瘰癧堪裁。一名伏翼糞，一名蝙蝠屎。

斑蝥

斑蝥有毒，破血通經，諸瘡瘰癧，水道能行。去頭翅足，米炒熟用。

蠶砂

蠶砂性溫，濕痹癮疹，癱風腸鳴，消渴可飲。

胡黃連

胡黃連苦，治勞骨蒸，小兒疳痢，盜汗虛驚。折斷一綫煙出者佳，忌豬肉。

使君子

使君曰溫，消疳消濁，瀉痢諸蟲，總能除卻。微火煨去殼，取仁。

赤石脂

赤石脂溫，保固腸胃，潰瘍生肌，澀精瀉痢。形赤黏舌爲良，火煅醋淬，研。

青黛

青黛味鹹，能平肝木，驚癇疳痢，兼除熱毒。即靛花。

阿膠

阿膠甘溫，止咳膿血，吐衄胎崩，虛羸可啜。要金井者佳，蛤粉炒成珠。

白礬

白礬味酸，化痰解毒，治症多能，難以盡述。火煅過，名枯礬。

五倍子

五倍苦酸，療齒疳䘌，痔癰瘡膿，兼除風熱。一名文蛤，一名百蟲倉，百藥煎即此造成。

玄明粉

玄明粉辛，能蠲宿垢，化積消痰，諸熱可療。同樸硝，以蘿蔔同製過者是。

通草

通草味甘，善治膀胱，消癰散腫，能醫乳房。

枸杞子

枸杞甘溫，添精補髓，明目祛風，陰興陽起。紫熟味甘膏潤者佳，去梗蒂。

黃精

黃精味甘，能安藏府，五勞七傷，此藥大補。與鉤吻略同，切勿誤用。洗淨，九蒸九曬。

何首烏

何首烏甘，添精種子，黑髮悅顏，長生不死。赤白兼用。泔浸過一宿，搗碎。

五味子

五味酸溫，生津止渴，久嗽虛勞，金水枯竭。風寒咳嗽用南，虛損勞傷用北，去梗。

山茱萸

山茱性溫，澀精益髓，腎虛耳鳴，腰膝痛止。酒蒸去核取肉，其核勿用，滑精難治。

石斛

石斛味甘，卻驚定志，壯骨補虛，善驅冷痹。去根，如黃色者佳。

破故紙

破故紙溫，腰膝酸痛，興陽固精，鹽酒炒用。一名補骨脂。鹽酒洗炒。

薯蕷

薯蕷甘溫，理脾止瀉，益腎補中，諸虛可治。一名山藥，一名山芋，懷慶者佳。

蓯蓉

蓯蓉味甘，峻補精血，若驟用之，更動便滑。酒洗，去鱗用，除心内膜筋。

菟絲子

菟絲甘平，夢遺滑精，腰痛膝冷，添髓壯筋。水洗淨，熱酒砂罐炆爛，搗餅曬乾，藥同磨末爲丸，不堪作湯。

牛膝

牛膝味苦，除濕痹痿，腰膝酸疼，小便淋瀝。懷慶者佳，去蘆酒洗。

巴戟天

巴戟辛甘，大補虛損，精滑夢遺，強筋固本。肉厚連珠者佳，酒浸過宿，迨去骨，曬乾。俗名二蔓草。

仙茅

仙茅味辛，腰足攣痹，虛損勞傷，陽道興起。咀，禁鐵器，製米泔，十斤乳石不及一斤仙茅。

牡蠣

牡蠣微寒，澀精止汗，崩帶脅痛，老痰祛散。左顧大者佳。火煅紅研。

川楝子

楝子苦寒，膀胱疝氣，中濕傷寒，利水之劑。即金鈴子，酒浸蒸去皮核。

萆薢

萆薢甘苦，風寒濕痹，腰背冷痛，添精益氣。白者爲勝，酒浸切片。

寄生

此條前有，前後藥名重出，但内容不盡同，故均保留。

寄生甘苦，腰痛頑麻，續筋壯骨，風濕尤佳。要桑寄生。

續斷

續斷味辛，接骨續筋，跌撲折損，且固遺精。酒洗切片，如鷄脚者佳。

龍骨

龍骨味甘，夢遺精泄，崩帶腸癰，驚癇風熱。火煅。

人髮

人之頭髮，補陰甚捷，吐衄血暈，風癇驚熱。一名血餘。

天靈蓋已禁用

天靈蓋鹹，傳屍瘵瘵，温瘧血崩，投之立瘥。即人腦蓋，枯也，燒存性。

雀卵

雀卵氣温，善扶陽痿，可致堅强，常能固閉。

鹿茸

鹿茸甘溫，益氣補陽，泄精尿血，崩帶堪任。燎去毛，或酒或酥炙令脆。

鹿角膠

鹿角膠溫，吐衄虛羸，跌撲傷損，崩帶安胎。

膃肭臍

膃肭臍熱，補益元陽，驅邪辟鬼，痃癖勞傷。酒浸，微火炙令香。

紫河車

紫河車甘，療諸虛損，勞瘵骨蒸，滋培根本。一名混沌皮，一名混元衣，即包衣也。長流水淨洗，或新瓦烘乾，或甑蒸爛。忌鐵器。

楓香脂

楓香味辛，外科要藥，瘙瘡癮疹，齒痛亦可。一名白膠香。

檀　香

檀香味辛，升胃進食，霍亂腹痛，中惡穢氣。

安息香

安息香辛，辟邪驅惡，逐鬼消蠱，鬼胎能落。黑黃色，燒香，鬼懼神散。

蘇合香

蘇合香甘，誅惡殺鬼，蠱毒癇痓，夢魘能起。

熊膽

熊膽味苦，熱蒸黄疸，惡瘡蟲痔，五疳驚癇。

硇砂

硇砂有毒，潰癰爛肉，除翳生肌，破癥消毒。水飛，去土石，生用爛肉，火煅可用。

硼砂

硼砂味辛，療喉腫痛，膈上熱痰，噙化立中。大塊光瑩者佳。

朱砂

朱砂味甘，鎮心養神，祛邪殺鬼，定魄安魂。生即無害，煉服殺人。

硫黄

硫黄性熱，掃除疥瘡，壯陽逐冷，寒邪敢當。

龍腦

龍腦味辛，目痛竅閉，狂躁妄語，真爲良劑。即冰片。

蘆薈

蘆薈氣寒，殺蟲消疳，癲癇驚搐，服之立安。俗名象膽。

天竺黃

天竺黃甘，急慢驚風，鎮心解熱，驅邪有功。出天竺國。

麝香

麝香辛溫，善通關竅，伐鬼安驚，解毒甚妙。不見火。

乳香

乳香辛苦，療諸惡瘡，生肌止痛，心腹尤良。去砂石，用燈心同研。

沒藥

沒藥溫平，治瘡止痛，跌打損傷，破血通用。

阿魏

阿魏性溫，除癥破結，却鬼殺蟲，傳屍可滅。

水銀

水銀性寒，治疥殺蟲，斷絕胎孕，催生立通。

輕粉

輕粉性燥，外科要藥，楊梅諸瘡，殺蟲可托。

靈砂

靈砂性温，能通血脈，殺鬼辟邪，安魂定魄。係水銀、硫黄，水火煅煉成形者。

砒霜

砒霜大毒，風痰可吐，截瘧除哮，能消沈痼。一名人言，一名信，所畏綠豆、冷水、米醋、羊肉，誤中毒，服用一味即解。

雄黃

雄黃甘辛，辟邪解毒，更治蛇虺，喉風息肉。

珍珠

珍珠氣寒，鎮驚除癇，開聾磨翳，止渴墜痰。未鈷者，研如粉。

牛黃

牛黃味苦，大治風痰，定魄安魂，驚癇靈丹。

琥珀

琥珀味甘，安魂定魄，破瘀消癥，利水通澀。拾起草芥者佳。

血竭

血竭味鹹，跌撲傷損，惡毒瘡癰，破血有準。一名麒麟竭。敲斷有鏡臉光者是。

石鐘乳

石鐘乳甘，氣乃慓悍，益氣固精，明目延筭。

陽起石

陽起石甘，腎氣乏絕，陰痿不起，其功甚捷。火煅酒淬七次，再酒煮半日，研細。

桑椹子

桑椹子甘，解金石燥，清除熱渴，染鬚髮皓。

蒲公英

蒲公英苦，潰堅消腫，結核能除，食毒堪用。一名黃花地丁草。

石韋

石韋味苦，通利膀胱，遺尿或淋，發背瘡瘍。

萹蓄

萹蓄味苦，疥瘙疽痔，小兒蚘蟲，女人陰蝕。

赤箭羽

赤箭羽苦，原號定風，殺鬼蠱毒，除疝療癰。即天麻苗也。

雞內金

雞內金寒，溺遺精泄，禁痢漏崩，更除煩熱。

鰻鰲魚

鰻鰲魚甘，勞瘵殺蟲，痔漏瘡疹，崩疾有功。

螃蟹

螃蟹味鹹，散血解結，益氣養筋，除胸煩熱。

馬肉

馬肉味辛，堪強腰脊，自死老死，並棄勿食。好肉少食，宜醇酒下，無酒殺人，懷孕痢疾生瘡者禁食。

白蛤肉

白蛤肉平，解諸藥毒，能除疥瘡，味勝豬肉。

兔肉

兔肉味辛，補中益氣，止渴健脾，孕婦勿食。秋冬宜啖，春夏忌食。

牛肉

牛肉屬土，補脾胃弱，乳養虛羸，善滋血涸。

豬　肉

豬肉味甘，量食補虛，動風痰物，多食虛肥。

羊　肉

羊肉味甘，專補虛羸，開胃補腎，不致陽痿。

雄雞肉

雄雞味甘，動風助火，補虛溫中，血漏亦可。有風人並患骨蒸者，俱不宜食。

鴨　肉

鴨肉散寒，補虛勞怯，消水腫脹，退驚癇熱。

鯉　魚

鯉魚味甘，消水腫滿，下氣安胎，其功不緩。

鯽魚

鯽魚味甘，和中補虛，理胃進食，腸澼瀉痢。

驢肉

驢肉微寒，安心解煩，能發痼疾，以動風淫。

鱔魚

鱔魚味甘，益智補中，能祛狐臭，善散濕風。血塗口眼喎斜，左患塗右，右患塗左。

白鵝肉

白鵝肉甘，大補藏府，最發瘡毒，痼疾勿與。

犬肉

犬肉性溫，益氣壯陽，炙食作渴，陰虛禁嘗。不可與蒜同食，頓損人。

鱉肉

鱉肉性冷，涼血補陰，癥瘕勿食，孕婦勿侵。合鷄子食殺人，合莧菜食即生鱉癥，切忌多食。

芡實

芡實味甘，能益精氣，腰膝酸疼，皆主濕痹。一名鷄頭，去殼取仁。

石蓮子

石蓮子苦，療噤口痢，白濁遺精，清心良劑。

藕

藕味甘寒，解酒清熱，消煩逐瘀，止吐衄血。

龍眼

龍眼味甘，歸脾益智，健忘怔忡，聰明廣記。

蓮鬚

蓮鬚味甘，益腎烏鬚，澀精固髓，悅顏補虛。

柿子

柿子氣寒，能潤心肺，止渴化痰，澀腸禁痢。

石榴皮

石榴皮酸，能禁精漏，止痢澀腸，染鬚尤妙。

陳倉米

陳倉穀米，調和脾胃，解渴除煩，能止瀉利。愈陳愈佳，即黏米，陳粟米功同。

萊菔子

萊菔子辛，喘咳下氣，倒壁沖牆，脹滿消去。即蘿蔔子。

芥菜

芥菜味辛，除邪通鼻，能利九竅，多食通氣。

漿水

漿水味酸，酷熱當茶，除煩消食，瀉利堪誇。

砂糖

砂糖味甘，潤肺和中，多食損齒，濕熱生蟲。

飴糖

飴糖味甘，和脾潤肺，止咳消痰，中滿休食。

麻油

麻油性冷，善解諸毒，百病能除，功難悉述。

白果

白果甘苦，喘嗽白濁，點茶壓酒，不可多嚼。一名銀杏。

胡桃肉

胡桃肉甘，補腎黑髮，多食生痰，動氣之物。

梨

梨味甘酸，解酒除渴，止嗽消痰，善驅煩熱。勿多食，令人寒中作瀉，產婦、金瘡屬血虛，切忌。

榧實

榧實味甘，主療五痔，蠱毒三蟲，不可多食。

竹茹

竹茹止嘔，能除寒熱，胃熱嘔噦，不寐安歇。刮去青色，取裹黄皮。

竹葉

竹葉味甘，退熱安眠，化痰定喘，止渴消煩。味淡者佳。

竹瀝

竹瀝味甘，陰虛痰火，汗熱煩渴，效如開鎖。截尺餘，直劈數片，兩磚架起，火烘，兩頭流瀝，每瀝一盞，薑汁二匙。

萊菔根

萊菔根甘，下氣消穀，痰癖咳嗽，兼解麪毒。俗云蘿蔔。

燈草

燈草味甘，運利小水，癃閉成淋，濕腫爲最。

艾葉

艾葉溫平，驅邪逐鬼，漏血安胎，心痛即愈。宜陳久者佳。揉爛醋浸炒之。

綠豆

綠豆氣寒，能解百毒，止渴除煩，諸熱可服。

川椒

川椒辛熱，祛邪逐寒，明目殺蟲，溫而不猛。去目微炒。

胡椒

胡椒味辛，心腹冷痛，下氣溫中，跌撲堪用。

石蜜

石蜜甘平，入藥煉熟，益氣補中，潤燥解毒。

馬齒莧

馬齒莧寒，青盲白翳，利便殺蟲，癥癰鹹治。

葱白

葱白辛溫，發表出汗，傷寒頭疼，腫痛皆散。忌與蜜同食。

胡荽

胡荽味辛，上止頭痛，內消穀食，痘疹發生。

韭

韭味辛溫，祛除胃寒，汁清血瘀，子醫夢泄。

大蒜

大蒜辛溫，化肉消穀，解毒散癰，多用傷目。

食鹽

食鹽味鹹，能吐中痰，心腹卒痛，過多損顏。

茶

茶茗性苦，熱渴能濟，上清頭目，下消食氣。

酒

酒通血脈，消愁遣興，少飲壯神，過多損命。用無灰者，凡煎藥入酒，藥熱方入。

醋

醋消腫毒，積瘕可去，產後金瘡，血暈皆治。一名苦酒，用味酸者。

烏梅

烏梅味酸，除煩解渴，霍瘧瀉利，止嗽勞熱。去核用。

淡豆豉

淡豆豉寒，能除懊憹，傷寒頭痛，兼理瘴氣。用江西淡豉，黑豆造者佳。

蓮子

蓮子味甘，健脾理胃，止瀉澀精，清心養氣。食不去心，恐成卒暴霍亂。

大棗

大棗味甘，調和百藥，益氣養脾，中滿休嚼。

人乳

人乳味甘，補陰益陽，悅顏明目，羸劣仙方。要壯盛婦人香濃者佳，病婦勿用。

童便

童便味涼，打撲瘀血，虛勞骨蒸，熱嗽尤捷。一名波舃，一名輪回，一名還元湯，要七八歲，見清白者佳，赤黃不可用。

生薑

生薑性溫，通暢神明，痰嗽嘔吐，開胃極靈。去皮即熱，留皮即冷。

藥共四百，精製不同，生熟新久，炮煅炙烘，湯丸膏散，各起疲癃，合宜而用，乃是良工。雲林歌括，可以訓蒙，略陳梗概，以候明公，再加斤正，濟世無窮。

《醫道傳承叢書》跋

（鄧老談中醫）

現在要發揚中醫經典，就要加入到弘揚國學的大洪流中去，就是要順應時代的需要。中華民族的精神，廣泛存在于十三億人民心中，抓住這個去發揚它，必然會得到大家的響應。中醫經典要宣揚，必須有中醫臨床作爲後盾。中醫經典都是古代的語言，兩千多年前的，現在很多人沒有好好地學習《醫古文》，《醫古文》學習不好，就沒法理解中醫的經典。但更重要的是中醫臨床！沒有臨床療效，我們講得再好現在人也聽不進去，更不能讓人接受。

過去的一百年裏，民族虛無主義的影響很大，過去螺絲釘都叫洋釘，國內做不了。可現在我們中國可以載人航天，而且中醫已經應用到了航天事業上，例如北京中醫藥大學王綿之老就立了大功，爲宇航員調理身體，使他們大大減少太空反應，這就是對中醫最好的宣揚。

中醫是個寶，她兩千多年前的理論比二十一世紀還超前很多，可以說是『後現代』。比如我們的治未病理論，西醫就沒有啊，那所謂的預防醫學就只是預防針（疫苗）而已，只去考慮那些微生物，去殺病毒，不是以人爲本，是拆補零件的機械的生物醫學。我們是仁心仁術啊！是開發人的『生生之機』的辯證的人的醫學！這個理論就高得多。那醫院裏的ICU病房，全封閉的，空調還開得很猛，病人就遭殃了！只知道防病毒、細菌，燒傷的病人就讓你盡量地密封，結果越密封越糟糕，而中醫主張運用的外敷藥幾千年來療效非常好！但自近現代西醫占主導地位後就不被認可。相比而言，中醫很先進，治病因時、因地、因人制宜，這是中醫的優勢，這些是機械唯物論所不能理解的。

治未病是戰略，（對一般人而言）養生重于治病。（對醫生而言）有養生沒有治病也不行。我們治療就是把防線前移，而且前移很多。比西醫而言，免疫學最早是中醫發明的，人痘接種是免疫學的開端。醫學上很多領域都是我們中醫學領先世界而開端的呢！但是，西醫認死了，免疫學就是打預防針！血清治療也有過敏的，並非萬無一失。現在這個流感他們西醫就沒辦法免疫，病毒變異太多太快，沒法免疫！無論病毒怎麼變異，兩千多年來我們中醫都是辨證論治，效果很好。西醫沒辦法就只好抗病毒，所以是對抗醫學，人體當做戰場，病毒消滅了，人本身的正氣也被打得稀巴爛了。所以，中醫學還有很多思想需要發揚光大。這兩年『治未病』的思想被大家知道了，多次在世界大會上宣講。中醫落後嗎？要我說中醫很先進，是走得太快了，遠遠超出了現代人的理解範圍，大家只是看到模糊的背影，因爲是從後面看，現代人追不上中醫的境界，只能是遠遠地看，甚至根本就看不見，所以也沒法理解。現在，有人要把中醫理論西醫化，臨床簡單化，認爲是『中醫現代化』。背離中醫固有的理論，放棄幾千年來老祖宗代代相傳的有效經驗，就取得不了中醫應有的臨床療效，怎麽能説是發展中醫？

中醫的優勢就存在于《神農本草》、《黄帝内經》、《八十一難》、《傷寒卒病論》等中醫經典裏。讀經典就是把古代醫家理論的精華先拿到，學中醫首先要繼承好。例如：《黄帝内經》給我們講陰陽五行、臟腑經絡、人與天地相參等理論，《傷寒論》教我們怎麽辨證、分析病機和處方用藥，溫病學是中醫臨床適應需要、沿着《内經》《傷寒》進一步的發展。中醫臨床的發展促進了理論的不斷豐富，後世中醫要在這個基礎上發展。所以，我有幾句話：四大經典是根，各家學說是本，臨床實踐是生命線，仁心仁術是醫之靈魂。

中醫文獻很重要，幾千年來的中醫經典也不限于四大經典，只是有些今天看不到了。從臨床的角度，後世的各家學說都是中醫經典的自然延續。傷寒派、溫病派……傷寒派一直在發展，不是停留在張仲景時代。歷史上，傷寒派中有『錯簡』的說法，其實是要把自己對醫學的理解塞進去，這也是一種發展。因爲臨床上出現的新問題越來越多，前代注家的理論不能指導臨床，所以要尋找新的理論突破。

中醫發展的關鍵要在臨床實踐中去發展。因爲臨床是醫學的生命線！我們當年曾經遇到急性胰腺炎的患者用大承氣湯就治好了，胃穿孔的病人只用一味白芨粉就拿下。嬰兒破傷風，面如豬肝，孩子母親放下就走了，認爲死定了；我們用燈心草點火，一燋人中，孩子『哇』地哭出來了；孩子一哭，媽媽就回來了，孩子臉色也變過來了；再開中藥，以蟬蛻爲主，加上僵蠶等，就治好了。十三燋火，《幼科鐵鏡》就有，二版教材編在書裏，三版的删掉了。十三燋火，是用燈心草點火燋穴位，百會、印堂、人中、承漿……，民國初年廣東名醫著作簡化爲七個穴位。

還有，解放後五十年代，石家莊爆發的乙腦就是用白虎湯清陽明内熱拿下的。北京發病時，當時考慮濕重，不能簡單重複，蒲輔周加用了化濕藥，治愈率百分之九十以上。過了一年廣東流行，又不一樣了。我參加了兒童醫院會診工作，我的老師劉赤選帶西學中班學員去傳染病醫院會診。當時，廣東地區發的乙腦主要問題是伏濕，廣東那年先多雨潮濕，後來酷熱，患者病機濕遏熱伏。中醫治療關鍵在利濕透表，分消濕熱，濕去熱清，正氣自復。

所以只要舌苔轉厚患者就死不了！這是伏濕由裏達表、胃氣來復之兆。廣東治療利濕透熱，治愈率又在百分之九十以上。我們中醫有很多好東西，現在重視還不夠。

我提倡要大溫課、拜名師。爲什麽要跟名師？名師臨床多年了，幾十年積累的豐富學術與經驗，半年就教給你了，爲什麽不跟？現在要多拜名師，老師們臨床多年了，經驗積累豐富，跟師學習起來就很快。讓中醫大夫們得到傳承，開始讀《內經》，可以先學針灸，學了針灸就可以立即去跟師臨床，老師點撥一下，自己親手取得療效之後就可以樹立強烈的信心，立志學習中醫。中醫思想建立起來、中醫理論鞏固了、中醫基本功紮實了，臨床才會有不斷提高的療效！之後有興趣可以學習些人體解剖等西醫的內容，中西彙通，必要時中西互補。但千萬別搞所謂的『中西結合』，中醫沒水平，西醫半吊子，那就錯了。在人類文明幾千年發展過程中，中醫、西醫是互爲獨立的兩個體系，都在爲人類健康長壽服務。我不反對西醫，但中醫更人性化，『以人爲本』。現在也有好多西醫來學習中醫，把中醫運用到臨床，取得了很好的療效。我們年輕中醫值得深思啊！

大溫課就是要讀經典、背經典、反復體會經典，聯繫實踐，活學活用。我們這一代是通過學校教育、拜師、家傳、自學學成的中醫。新一代院校培養出來的年輕人要學好中醫，我很早就提出過：拜名師，讀經典，多臨證。臨證是核心，經典是不會說話的老師，拜師是捷徑。在沒有遇到合適的老師可拜時，經典是最好的老師！即使遇到合適的老師，經典也不可不讀，《論語》上說『溫故而知新』嘛！

在廣東我們已經很好地開展大溫課、拜名師活動。當年能夠戰勝非典，就是因爲通過我提倡的這種方式的學習，教育、培養出來了一批過硬的中醫大夫。現在，應該讓全中國、全世界了解中醫學的仁心仁術，使中醫學更好地爲人類健康長壽服務。希望年輕的中醫們沿著這個行之有效的方法加倍努力啊！

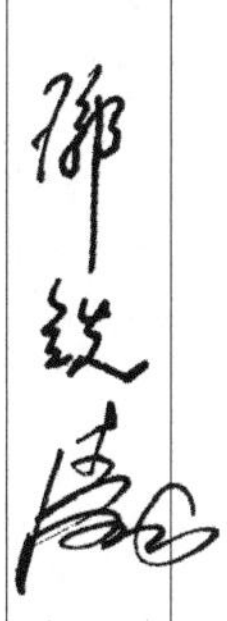

邱浩、王心遠、張勇根據鄧鐵濤老中醫二〇〇八年八月十日講話整理，經鄧老本人審閱。